PUBLICATIONS DU *PROGRÈS MÉDICAL*

LES
HOPITAUX-BARAQUES

ET LES

PANSEMENTS ANTISEPTIQUES

EN ALLEMAGNE

PAR

Le Dr G. MAUNOURY

Ancien interne des hôpitaux de Paris

PARIS

Aux bureaux du PROGRÈS MÉDICAL | V.A. DELAHAYE&Cᵒ, Libraires-Éditeurs
6, rue des Écoles, 6. | Place de l'École-de-Médecine.

1878

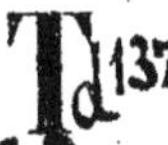

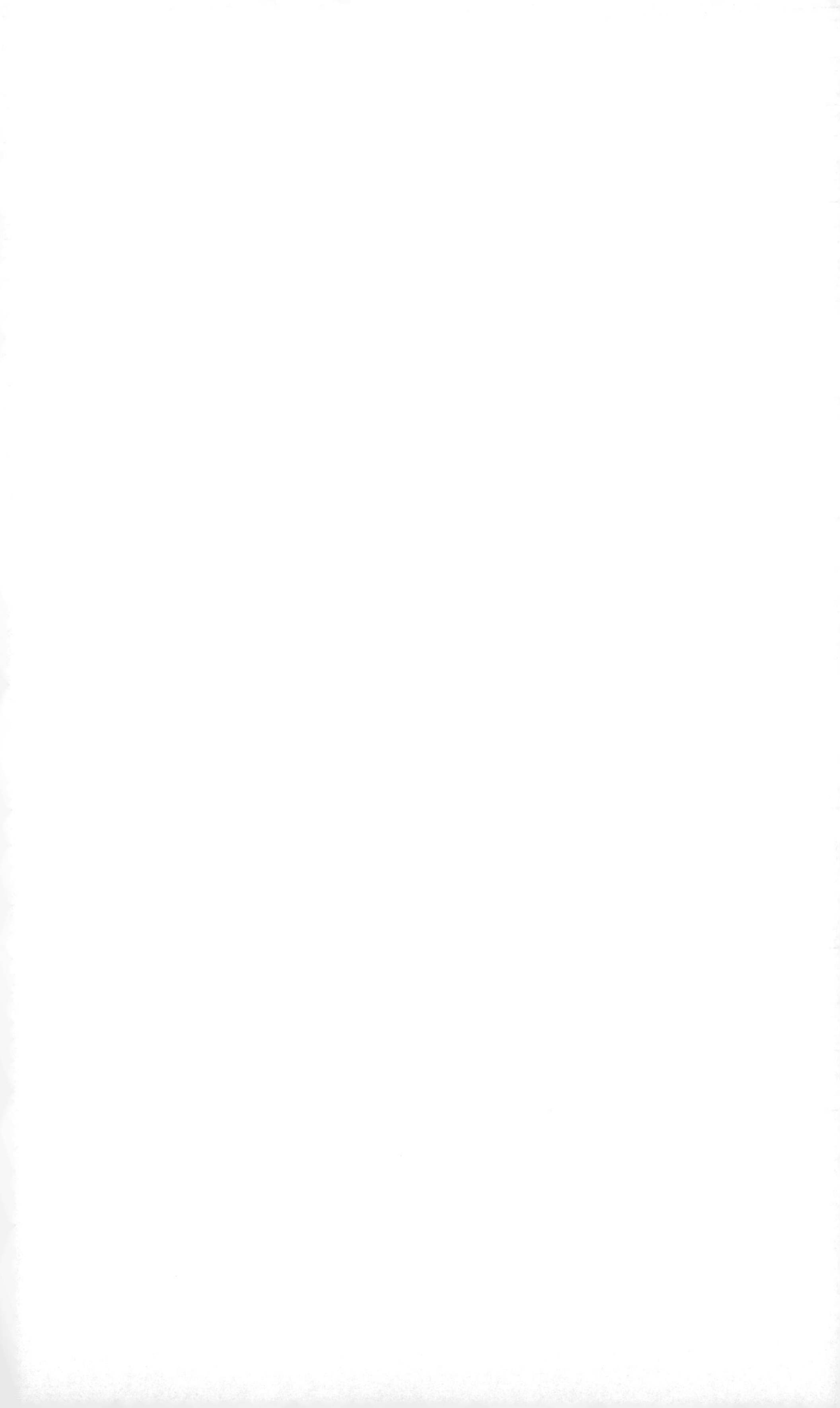

NOTES CHIRURGICALES

SUR

L'ALLEMAGNE

PUBLICATIONS DU *PROGRÈS MÉDICAL*

LES

HÔPITAUX-BARAQUES

ET LES

PANSEMENTS ANTISEPTIQUES

EN ALLEMAGNE

PAR

LE Dr G. MAUNOURY

Ancien interne des hôpitaux de Paris

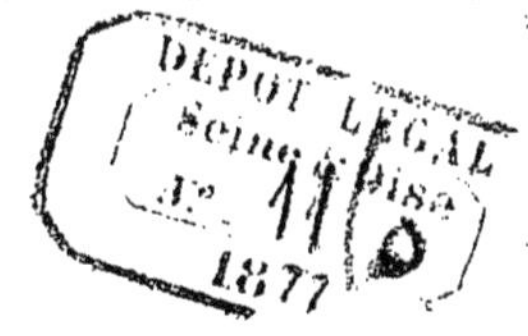

PARIS

Aux bureaux du PROGRÈS MÉDICAL | V.A. DELAHAYE&Cᵒ, Libraires-Éditeurs
6, rue des Écoles, 6. | Place de l'École-de-Médecine.

1878

LES

HOPITAUX-BARAQUES

EN ALLEMAGNE

La question de l'encombrement des hôpitaux n'est pas une question nouvelle; depuis un siècle, on a souvent parlé du danger qu'il y a d'accumuler dans un même lieu des malades et des blessés; mais, à part quelques réformes introduites dans les hôpitaux de Paris pendant la Révolution, à la suite des importants mémoires de Ténon, on peut dire que, jusque dans ces dernières années, la discussion était restée sur un terrain purement spéculatif. Malgré les réclamations des médecins et des hygiénistes, on continuait à entasser dans de vastes hôpitaux les blessés qui, de leur côté continuaient à mourir, et l'on se consolait en disant qu'il y avait épidémie. Là, comme partout « la nécessité imposa sa loi et provoqua le progrès (1). »

On sait comment fut amenée cette réforme de l'hospitalisation. En 1854, les hôpitaux faisant défaut pour les nombreux malades et blessés de la guerre d'Orient, Michel Lévy eut l'idée de créer des hôpitaux-tentes ; il obtint

----

(1) Lefort. — *La chirurgie militaire et les sociétés de secours en France et à l'étranger.* 1872.

ainsi des résultats excellents qu'il communiqua plus tard à l'Académie de médecine. Malheureusement, la guerre finie, cette tentative fut oubliée, ou du moins on ne chercha point à l'utiliser. Lors de la guerre de la sécession, les Américains reprennent cette idée, mais là comme les hôpitaux doivent servir un certain temps, on remplace la tente par la baraque. Les statistiques recueillies avec grand soin (1) ne ressemblaient guère à celles qu'on avait l'habitude d'observer dans la chirurgie de guerre, aussi, lorsque ces magnifiques résultats arrivèrent en Europe, ils frappèrent de suite l'attention des chirurgiens.

On peut dire que c'est à partir de cette époque que fut définitivement gagnée, dans l'esprit des chirurgiens, la cause de la dissémination des blessés. Jusqu'ici les tentes et les baraques n'avaient servi que comme hôpitaux provisoires, mais la dernière expérience montrait qu'elles pouvaient durer plusieurs années, et qu'elles étaient capables de remplacer les hôpitaux permanents. On commence alors à faire le procès aux grands hôpitaux dont on compare les statistiques déplorables à celles que l'on obtient dans la pratique privée ou à la campagne ; on les accuse d'être la cause des accidents graves qui surviennent chez les blessés, et, de toutes parts, on se met à réclamer une prompte transformation du système hospitalier. Ces réformes étaient trop conformes aux idées théoriques qui régnaient alors pour ne pas être acceptées de suite par la plupart des chirurgiens.

C'est, en effet, à cette époque que la théorie septicémique, longuement élaborée depuis un demi-siècle dans les laboratoires, allait faire sentir son influence dans la pratique chirurgicale. On commençait à enseigner que les accidents graves qui surviennent chez les opérés et les blessés étaient dus à un véritable empoisonnement. Mais quelle était la nature de cet empoisonnement ? dans quelles conditions se

---

(1) *The medical and surgical history of the war of the rebellion.* — Washington.

développait le principe toxique, et par quelles voies péné-
trait-il dans l'économie ? provenait-il de l'individu ou du
milieu ambiant ? Toutes ces questions, qui ont été singulièrement éclaircies dans ces dix dernières années, étaient alors
fort obscures; et si le problème était posé, on ne savait pas
encore quelle voie il fallait suivre pour arriver à sa solution.

Les moyens prophylactiques qui s'adressaient à l'individu
lui-même (méthodes opératoires, pansements nouveaux,
etc.,) étaient relativement faciles à essayer, car il suffisait
pour cela de la volonté du chirurgien. Il n'en était plus de
même lorsqu'on s'adressait au milieu, car pour modifier
l'hygiène générale des blessés, il fallait bouleverser tout le
système hospitalier en vigueur, et l'on se heurtait là à des
difficultés matérielles considérables. D'autre part, on n'était
pas absolument sûr du résultat, et l'on hésitait à entre-
prendre des expériences fort coûteuses que l'on risquait de
trouver plus tard inutiles.

Ce fut en Allemagne que l'on appliqua tout d'abord le
système des tentes et des baraques aux hôpitaux permanents, et les essais que l'on a faits dans ce pays, pendant ces
douze dernières années sont, je crois, de nature à nous
renseigner sur la valeur réelle de ce nouveau système.
Malheureusement, on n'a publié que fort peu de chose tant
en Allemagne qu'en France sur ces nouveaux hôpitaux,
notamment sur les deux plus importants, celui de Leipzig
et celui de Friedrichs Hain à Berlin, et encore n'a-t-on
parlé que de leur construction, et nullement de leur hygiène
et des résultats qu'on y a obtenus jusqu'ici. Je ne puis donc
parler ici que d'après ce que j'ai vu et d'après les renseignements que les chirurgiens de ces hôpitaux ont eu l'obli-
geance de me donner.

C'est à l'hôpital Béthanien de Berlin que le Dr Wilms fit
le premier essai de la tente dans un hôpital permanent.
Cette tente est située dans le jardin de l'hôpital, elle a la
forme et la disposition de la tente d'ambulance prussienne
réglementaire, mais elle ne contient que dix lits. C'est là
que l'on place les grands opérés et les grands blessés, et on

y obtient les meilleurs résultats. Malheureusement, comme toutes les tentes, elle ne peut servir qu'en été, et on est obligé de l'enlever à la fin de septembre. C'est là, on le sait, le grand inconvénient des tentes, et c'est ce qui fait que leur emploi ne peut se généraliser ; je n'en ai vu qu'à Béthanien ; partout ailleurs j'ai trouvé des baraques.

Ici même, on a construit dans le jardin, non loin de la tente, une baraque divisée par une cloison en deux parties: l'une destinée aux femmes, l'autre aux hommes ; chacune de ces parties renferme douze lits. C'est là que, pendant l'hiver, on met les grands traumatismes, et pendant l'été, on peut, grâce à l'évacuation des blessés dans la tente, procéder au nettoyage et à l'assainissement de cette baraque.

L'hôpital de Leipzig peut être regardé comme un hôpital-baraque modèle ; il a été bâti de 1868 à 1871 sur les données des professeurs de clinique chirurgicale et médicale, MM. Thiersch et Wunderlich. Dans un grand jardin, situé entre le vieil hôpital et le magnifique Institut pathologique de Wagner, se trouvent douze baraques construites en bois et en briques. Le plancher de chacune d'elles est situé à une certaine hauteur au-dessus du sol ; de cette manière, l'air peut circuler tout autour de la baraque, et, de plus, on n'a pas à craindre l'humidité. La ventilation et le chauffage se font à l'aide de deux énormes poëles se trouvant dans chaque baraque ; l'air pur vient de l'espace vide situé sous le plancher et sort par des ouvertures pratiquées sur l'arête de la toiture. Chacune de ces baraques contient deux rangées de douze lits, chaque lit étant séparé du lit voisin par une fenêtre. Sur le devant de la baraque est une véranda où les malades peuvent venir s'asseoir et fumer, et où, à la rigueur, on peut traîner quelques lits ; au fond de la salle se trouvent les lavabos et les lieux d'aisance.

Six de ces baraques sont reliées les unes aux autres par un petit corridor ; quatre sont complétement isolées. Quant aux deux dernières, bâties beaucoup plus légèrement, elles servent pendant l'été de baraques d'évacuation permettant le nettoyage des autres. Quant à la lingerie, cuisine, etc., elles se trouvent dans l'ancien hôpital, et l'on doit faire à

chaque repas la distribution des aliments dans chaque baraque, ce qui complique notablement le service.

Enfin, en dehors du jardin où se trouvent les baraques dont
nous venons de parler, se trouvent trois autres grandes
baraques isolées, construites aussi simplement que possible
et contenant chacune quarante-huit lits. Chacune de ces
baraques a coûté environ 10,000 fr. de construction. Destinées d'abord à des varioleux, elles sont habitées actuellement par des malades atteints d'affections chroniques,
médicales et chirurgicales, et par des syphilitiques. En
raison de leur grande légèreté, le chauffage y est extrêmement défectueux quoi qu'on fasse, et les malades se
plaignent beaucoup du froid pendant l'hiver.

Le *Stœdtisches Allgemeines Krankenhaus* de Berlin,
construit dans le Friedrichs Hain, grand parc qui se trouve
en dehors de la ville, près du cimetière Saint-George, est
un vaste hôpital terminé depuis trois ans à peine. Ce n'est
plus à proprement parler un hôpital-baraque, car les baraques sont de jolies constructions en briques, la plupart à
un étage, fort bien bâties et admirablement aménagées ;
c'est plutôt un type d'hôpital à pavillons séparés dans lequel
ce système a été rigoureusement appliqué. Outre les bâtiments destinés aux bureaux de l'administration, logement
du directeur, etc., il y a douze pavillons fort espacés l'un
de l'autre. A l'une des extrémités de l'hôpital se trouvent
deux pavillons d'isolement pour les maladies contagieuses
et où se trouvent actuellement de nombreux cas de fièvre
typhoïde et de dysenterie ; à l'autre extrémité, se trouvent
quatre pavillons n'ayant qu'un rez-de-chaussée, destinés à
la chirurgie. Au milieu de l'hôpital, six pavillons dont l'un
est occupé par les enfants, l'un réservé à la gynécologie, et
les quatre autres destinés à la pathologie interne.

Chacun de ces pavillons possède un rez-de-chaussée et
un étage ; chaque grande salle renferme deux rangées de
quatorze lits ; il y a en outre de petites chambres d'isolement, des chambres pour le médecin, les surveillantes.
Chaque pavillon à étage contient environ soixante-quatre
lits ; l'hôpital peut loger 620 malades, mais le plus souvent

le nombre des lits occupés est de 550 à 560. Chaque pavillon a un sous-sol avec une machine à vapeur pour le chauffage et la ventilation qui se font à l'aide d'un système assez compliqué de bouches d'air et de tuyaux de calorifère.

Les cuisines et la lingerie, situées dans un grand bâtiment isolé, sont reliées à tous les pavillons par un étroit chemin pavé sur lequel on peut faire rouler des petits chariots pour la distribution du linge et des aliments. Les bains et la salle d'autopsie sont également dans deux petits pavillons séparés.

Tels sont les principaux types des nouveaux hôpitaux élevés en Allemagne d'après le principe de la dissémination des malades et des blessés. Il est évident pour tous que ce système offre de grands avantages, surtout au point de vue médical, car il permet d'isoler les malades atteints d'affections contagieuses; et, de plus, les malades et les convalescents sont infiniment mieux dans ces constructions saines et bien aérées que dans de grands hôpitaux. Mais quels furent les résultats au point de vue chirurgical pur, ou plutôt quelle influence eut ce nouveau système hospitalier sur la guérison des opérés et des blessés?

L'hygiène s'améliora sensiblement, paraît-il; on vit diminuer le nombre des cas de pyémie, pourriture d'hôpital, érysipèle; mais ces complications ne disparurent point complétement. D'autre part, ce système de baraques ou de pavillons séparés occasionne des frais considérables, le service se fait beaucoup plus difficilement et exige un personnel plus nombreux; mais la principale difficulté est le chauffage qui, devant être fait séparément pour chaque baraque ou chaque pavillon, est beaucoup plus coûteux, et presque toujours insuffisant pendant l'hiver.

En résumé, amélioration sensible de l'hygiène et frais plus considérables qu'avec l'ancien système, telles sont les deux conclusions les plus importantes que l'on peut tirer de la grandiose expérience tentée à Leipzig et à Berlin. Si les choses en étaient restées là, il y aurait eu lieu de recommander le nouveau système qui constituait un progrès

réel sur l'ancien, mais la chirurgie des plaies allait entrer
dans une voie bien autrement féconde que celle dont nous
venons de parler. Les nouveaux hôpitaux étaient à peine
bâtis que les pansements antiseptiques allaient modifier du
tout au tout le pronostic des opérations et des traumatismes. Le pansement Lister fut bientôt vulgarisé en Allemagne où on lui fit subir de nombreuses modifications plus
ou moins heureuses sur lesquelles nous reviendrons dans
un prochain article. Qu'il nous suffise de dire qu'aujour-
d'hui, avec les nouvelles méthodes de pansement et surtout
avec le pansement Lister, la statistique est absolument la
même dans les baraques et dans les vieilles salles d'hôpital,
et il est bien probable que si la chirurgie antiseptique avait
été connue dix ans plus tôt, nous ne pourrions pas admirer
aujourd'hui les hôpitaux de Leipzig et de Friedrichs Hain.
Tel est du moins l'avis d'un des chirurgiens qui ont le plus
contribué à la création des hôpitaux-baraques en Allemagne.

LES

PANSEMENTS ANTISEPTIQUES

EN ALLEMAGNE

Il y a quelques années les plaies étaient traitées de ma-
nières fort diverses dans les hôpitaux d'Allemagne; on avait
là, comme partout, essayé successivement toute la série
des pansements; mais, malgré cette richesse apparente de
moyens, le résultat était toujours le même, c'est-à-dire
détestable. Il y avait constamment dans les salles des cas
endémiques d'érysipèle, pourriture d'hôpital, septicémie,
et de temps en temps une de ces maladies, passant à l'état
épidémique, forçait les chirurgiens à laisser le bistouri ou
même à fermer les salles pendant quelque temps. Les uns
voyant que tout était impuissant en prenaient leur parti,
d'autres pensant, non sans raison peut-être, que ces résultats déplorables pouvaient bien être en partie attribués à
la mauvaise hygiène et à la disposition défectueuse des
hôpitaux, proposaient la transformation du système hospitalier et espéraient trouver le remède dans la substitution
des baraques et des pavillons séparés aux grands bâtiments.
Nous avons dit dans un récent article quelle avait été la
fortune de cet essai, l'hygiène s'était améliorée mais était
loin d'être parfaite, et comme les frais exigés pour une

pareille réforme étaient considérables, il y avait lieu de se demander si les résultats obtenus étaient bien en rapport avec les sacrifices.

On avait en dernier lieu proposé un pansement qui était fort séduisant par sa simplicité, et qui avait donné, surtout au début, d'assez bons résultats, c'est le pansement à découvert. Si nous en parlons ici, ce n'est pas qu'il mérite une place à part parmi les autres pansements, mais comme on a fait dernièrement quelque bruit à son sujet; et que des adversaires du pansement Lister ont opposé aux résultats fournis par ce dernier, ceux qu'on obtient avec le pansement à découvert, il est bon d'en dire un mot. Sans discuter les statistiques qui ont été données, et dont quelques-unes sont jugées sévèrement, même en Allemagne, je dirai simplement que le pansement à découvert a été essayé par presque tous les chirurgiens allemands ; or, dans les nombreux hôpitaux que j'ai visités là-bas, je n'ai pas rencontré un seul de ses partisans, et il m'a été impossible de voir l'application de ce pansement.

Tel était l'état des choses, lorsque les résultats obtenus à Edimbourg par Lister furent connus en Allemagne. On avait lieu d'être incrédule, car la plupart des pansements qui avaient été proposés précédemment étaient arrivés eux aussi escortés de statistiques merveilleuses qui ne s'étaient plus reproduites ensuite. Cela nous explique pourquoi les essais furent un peu timides d'abord, mais les résultats ne tardèrent pas à confirmer ce qu'avait dit Lister. Les statistiques de Volkmann, entre autres, montrèrent que la nouvelle méthode réussissait aussi bien en Allemagne qu'en Écosse.

Une fois ces premiers succès obtenus, le nouveau pansement fut mis à l'essai par un grand nombre de chirurgiens allemands, et s'il ne donna pas dans toutes les mains les résultats obtenus par Volkmann, on peut dire qu'il modifia profondément la statistique des services de chirurgie. A partir de ce moment, on commence à voir disparaître toutes ces méthodes diverses de traitement dont nous parlions tout à l'heure, et l'on vit peu à peu la chirurgie antiseptique les remplacer dans tous les hôpitaux d'Allemagne.

Le pansement Lister, sans être très-compliqué, se compose de plusieurs pièces, et exige de la part du chirurgien des soins assez minutieux ; il devait donc nécessairement subir des modifications, du moment où il était employé sur une aussi grande échelle. Elles ne se firent pas attendre, et les chirurgiens allemands se mirent à modifier, qui peu, qui beaucoup, qui pour simplifier, qui pour rendre meilleur marché, le pansement-type de Lister. Ces essais furent nombreux, il suffit, pour s'en rendre compte, de parcourir la table des matières de quelques journaux allemands pendant ces quatre dernières années. Ces prétendus pansements de Lister modifiés étaient souvent complètement différents du pansement Lister ordinaire. Par un abus de langage regrettable, on continuait à leur donner ce nom, et il n'est pas rare de trouver dans les publications allemandes des observations où l'on dit avoir employé le pansement Lister, tandis qu'il s'agit en réalité d'un pansement jouissant de propriétés antiseptiques, il est vrai, mais exerçant une influence bien différente sur la guérison des plaies. On peut dire qu'aujourd'hui les chirurgiens allemands, employant le véritable Lister, sont assez rares ; la plupart y introduisent des modifications, souvent sans en parler dans les observations. Ceux qui suivent le mouvement chirurgical allemand ne me contrediront pas, je pense, si je dis qu'aujourd'hui il est assez difficile de se reconnaître dans les pansements phéniqué, salycilique, borique, faits avec de l'ouate, du jute ou de la gaze. Il est encore plus difficile de dire pourquoi l'on a choisi telle substance plutôt que telle autre, et quel est l'avantage de chacune.

Pendant les quatre mois que je suis resté en Allemagne, j'ai pu voir l'application de plusieurs de ces pansements, et j'ai recueilli le jugement porté sur chacun d'eux par les chirurgiens qui les emploient. Je n'ai point l'intention de faire une revue générale des pansements employés en

Allemagne (1) ; je parlerai seulement de ce que l'on fait dans les divers hôpitaux que j'ai visités, je résumerai mes renseignements et mes impressions. Pour ne pas embrouiller la question, je laisserai de côté les pansements ne présentant aucun avantage sérieux ou bien ayant déjà été abandonnés. Il est évident qu'il est assez facile de faire des pansements avec chaque substance antiseptique, mais si aucun ne se recommande à un titre quelconque, il serait fastidieux de faire l'énumération de tous les corps employés. Nous dirons tout simplement pourquoi l'on a été amené à modifier le pansement Lister qui donnait de si bons résultats; puis nous parlerons de ceux qui, sortis de ce pansement, se recommandent à nous, soit parce qu'ils possèdent un avantage spécial, soit parce qu'ils ont été adoptés par un certain nombre de chirurgiens.

Nous avons dit plus haut que si la plupart des chirurgiens allemands se servaient aujourd'hui d'un pansement Lister modifié, il en était quelques-uns qui s'en tenaient rigoureusement au Lister. Nous devons citer tout d'abord le professeur Volkmann (de Halle) (2) qui, il y a quatre ans, a été un des premiers à l'employer, et dont les statistiques ont fait un certain bruit, il y a deux ans. J'ai retrouvé dans son service exactement les mêmes résultats que je voyais l'année dernière à Edimbourg; ici, comme là-bas, la réunion par première intention est la règle, et la petite quantité de liquide qui imbibe les pièces du pansement n'a aucune odeur. Il y a en ce moment dans les salles trois amputations de Pirogoff, plusieurs cas d'ostéotomie pour des déformations rachitiques du squelette, sept ou huit résections de hanche, six résections du genou dont quatre par le nouveau procédé de Volkmann qui fait une simple incision transversale et scie la rotule en travers avant de

---

(1) Nous ne saurions trop engager les personnes désirant avoir des documents complets sur ce sujet à lire une revue analytique fort bien faite qui est en cours de publication, dans le *Schmidt's Jahrbücher den in-und auslandeschen gesämmt. medicin*, 1877.

(2) *Sammlung klinischer Vortræge*, n° 96. Leipzig, 1875.

réséquer les extrémités articulaires. De tous ces opérés les uns sont complétement guéris, d'autres ont été opérés depuis quelques jours seulement ; bref, j'en vois à peu près à toutes les périodes, et chez tous l'état local est excellent et la fièvre nulle, ainsi que l'indiquent les pancartes sur lesquelles est inscrite la température de chaque jour. L'infection purulente est inconnue ici actuellement, malgré les opérations sérieuses qui, on le voit, ne sont pas rares dans ce service.

Je pourrais dire la même chose à propos de ce qui se passe à Munich, dans le service du professeur Nussbaum (1) qui, lui aussi, emploie rigoureusement le pansement Lister depuis deux ans seulement. Jusqu'en 1874, il avait constamment dans ses salles des érysipèles, septicémies, gangrènes, pourriture d'hôpital, ce qui n'a rien d'étonnant pour qui connaît les salles mal aérées de l'hôpital général de Munich. Il avait eu recours à tous les moyens possibles pour améliorer cette hygiène : pansements par occlusion, pansements à découvert, bain permanent, eau chlorée, solution phéniquée, etc. Mais tout cela était resté impuissant. Le pansement Lister, au contraire, transforma totalement l'hygiène des salles. Il y a, en ce moment, dans le service de M. Nussbaum plusieurs grands traumatismes : résection tibio-tarsienne, plaies de tête avec dénudation des os du crâne, fracture comminutive compliquée des deux os de l'avant-bras, etc. ; tous ces blessés guérissent sans fièvre. Et cependant, disons-le en passant, l'hôpital est toujours le même, les malades sont toujours dans des salles fort défectueuses au point de vue hygiénique, seul le pansement a suffi pour faire disparaître toutes les complications graves des plaies.

Nous avons encore vu à Buda-Pesth l'application du pansement Lister donner des résultats analogues, et bien que nous ne soyons plus ici en Allemagne, nous pouvons néanmoins en dire un mot.

---

(1) *Die chirurgische Klinich zu München* im Jahre 1875.

L'introduction du pansement Lister en Hongrie est de date assez récente. Il y a environ un an, notre ami le docteur A. Weiss, alors assistant de Kovasc, professeur de clinique chirurgicale à l'université de Pesth, rapporta d'Edimbourg le pansement Lister. Lors de notre séjour à Pesth, la clinique était malheureusement fermée à cause des vacances, mais nous pûmes voir ce pansement mis en usage à l'hôpital général, dans le service du professeur Lumniczer pour des résections de hanche et des amputations en train de guérir par première intention.

Le véritable pansement Lister est probablement employé dans d'autres villes d'Allemagne, mais nous ne l'avons pas vu pour notre compte ailleurs. Ce qui précède suffit pour nous permettre de dire que partout, à Munich, à Halle, à Pesth, les chirurgiens qui appliquent cette méthode avec rigueur, obtiennent les mêmes résultats qu'à Edimbourg et qu'à Paris. D'un bout à l'autre de l'Europe scientifique, vous entendrez tous les chirurgiens employant le Lister vous dire : Il y a quelques années, l'infection purulente désolait nos salles, aujourd'hui c'est une complication extrêmement rare.

Cela n'est certes pas dû à ce que les chirurgiens opèrent moins depuis cette époque, car la disparition des accidents graves des plaies a élargi singulièrement le champ de la médecine opératoire, notamment pour ce qui concerne les opérations portant sur le squelette ou sur les grandes séreuses. Il faut même avouer que cette innocuité opératoire des résections, en particulier, semble avoir fait un peu oublier les merveilles obtenues depuis Bonnet à l'aide de l'immobilisation dans la cure des affections articulaires, et il est à craindre que si la vulgarisation du Lister est favorable aux blessés et aux opérés, les extrémités articulaires n'aient un peu à en pâtir.

Dans un prochain article, nous terminerons l'exposé des résultats des *pansements antiseptiques en Allemagne*.

Le pansement Lister était à peine connu en Allemagne qu'on essaya de le modifier. On avait quelques reproches à lui faire. L'acide phénique est un irritant assez puissant, même en solution à 2,5 et à 5 p. 100 : on sait même que, pour obvier à cet inconvénient, Lister interpose entre la plaie et les pièces phéniquées de son pansement un morceau de protective imperméable, pour empêcher l'acide phénique de venir agir constamment sur la plaie. Malgré cette précaution, il arrive parfois que, vers le 12e ou 15e jour du traitement, la plaie devient rouge, un peu tuméfiée ; on est alors obligé de suspendre l'emploi de l'acide phénique. Cet antiseptique a un second inconvénient, c'est d'être volatil, aussi les vapeurs s'insinuent-elles facilement entre la plaie et le protective, qui devient ainsi inutile ; l'acide phénique en se dégageant dans l'atmosphère de la salle répand une odeur fort gênante et même insupportable pour certains malades, et, assez rapidement, la gaze du pansement n'en renfermant plus une quantité suffisante doit être changée.

Enfin, troisième inconvénient, ayant bien son importance, sinon au point de vue théorique, du moins au point de vue pratique, le pansement de Lister est un pansement assez cher ; d'après les calculs de Thiersch (1), un pansement destiné à un moignon d'amputation de cuisse reviendrait à 2 fr. 95, et comme le pansement doit être, au moins dans les premiers jours, changé assez souvent, les frais d'un traitement complet sont assez élevés.

L'acide phénique aurait encore un autre inconvénient dont je n'avais pas entendu parler jusqu'ici, mais qui, s'il venait à être confirmé, serait de nature à faire prendre quelques précautions ; c'est de produire une véritable intoxication en étant absorbé par la plaie. Un des premiers symptômes, consécutifs à l'absorption d'acide phénique, serait une coloration noire des urines qui est très-fréquemment observée. Je me souviens fort bien, pour ma part, avoir plusieurs fois constaté cette coloration noirâtre des urines chez des malades pansés à l'acide phénique, sans toutefois avoir remarqué alors la corrélation qui exis-

---

(1) Sammlung klinischer Vortræge, n° 84 und 85. Leipzig, 1875.

tait entre le symptôme et le pansement. Je citerai, à cet
égard, le jeune malade chez lequel M. Verneuil pratiqua
l'année dernière la gastrostomie pour un rétrécissement in-
franchissable de l'œsophage ; sa plaie était pansée plusieurs
fois par jour avec la solution phéniquée, et les urines pré-
sentèrent pendant plusieurs jours une teinte foncée fort
remarquable. Malheureusement, les symptômes de cette intoxication ne seraient peut-être pas toujours aussi bénins,
et le professeur Heine (de Prague) aurait vu chez deux ou
trois opérés des accidents graves qu'il ne pouvait guère ex-
pliquer autrement que par une intoxication suraiguë par
l'acide phénique. Il me citait entre autres, le cas d'une
dame chez laquelle il venait d'extirper un cancer du rec-
tum ; comme il était en train de faire sur la plaie une in-
jection avec la solution phéniquée à 2 p. 100, la malade
tomba brusquement en syncope, et ce ne fut qu'après trois
heures de respiration artificielle qu'elle revint à elle. Ces
faits, sur l'interprétation desquels il nous paraît difficile de
se prononcer, ont décidé le professeur Heine à remplacer
l'acide phénique par un autre antiseptique non toxique,
lorsqu'il opère sur les séreuses ou sur certaines muqueuses
absorbant facilement.

Toutes ces raisons engagèrent les chirurgiens à chercher
des modifications au pansement Lister, et Thiersch (1),
professeur de clinique chirurgicale à l'Université de Leipzig,
crut avoir trouvé un succédané de l'acide phénique dans
l'acide salicylique pour la préparation duquel Kolbe venait
de trouver un procédé économique. Thiersch conclut de
ses recherches que la solution d'acide salicylique saturée,
c'est-à-dire à 1 pour 300 (*salicylwasser*) empêchait la pu-
tréfaction du sang et des liquides sécrétés par la plaie; que
cette solution n'exerçait aucune irritation nuisible sur les
plaies récentes ou granuleuses, et enfin qu'il n'y avait à
craindre aucun accident du passage de l'acide salicylique
dans la circulation. Partant de là, Thiersch organisa une

---

(1) Sammlung Klinischer Vortrüge, n° 84 und 85 Leipzig. 1875.

chirurgie à l'acide salicylique, comme Lister en avait organisé une à l'acide phénique. La solution d'acide salicylique remplace la solution phéniquée pour le lavage des mains et des instruments; la vapeur du vaporisateur est salicylique, et je dois dire en passant que c'est là une chose fort pénible pour le chirurgien et les aides, car cette vapeur salicylique irrite très-vivement la muqueuse des fosses nasales et du pharynx.

Le pansement est assez simple. L'acide salicylique n'ayant aucune action nuisible sur la plaie, il est inutile d'interposer un protectif. On applique directement sur la plaie, une couche d'ouate (*salicylwatte*) renfermant 3 pour 100 d'acide salicylique, puis une couche en renfermant 10 pour 100. On entoure avec une feuille mince de gutta-percha, et l'on maintient le tout avec une bande de gaze.

Voici les formules employées par Blaser, pharmacien à l'hôpital de Leipzig, pour préparer l'ouate salicylée:

Pour préparer l'ouate à 3 pour 100, on fait dissoudre. 750 grammes d'acide salicylique dans 7,500 grammes d'esprit à 0,830; on ajoute 150 litres d'eau de 70 à 80 degrés centigrades, et l'on met dans ce mélange, 25 kilog. d'ouate dégraissée.

Pour préparer l'ouate à 10 p. 100, on fait dissoudre :

1 kilog. d'acide salicylique dans :

10,000 grammes d'alcool à 0,830 ; on ajoute :

60 litres d'eau de 70 à 80°, et l'on met dans ce mélange :

10 kilog. d'ouate dégraissée.

Pour imbiber cette ouate, le mieux est de se servir d'une cuve plate où l'on puisse la disposer couche par couche, en ayant soin de ne pas mettre plus de deux à trois kilogrammes à la fois. Il faut avoir bien soin, avant d'ajouter une nouvelle couche, que la précédente soit parfaitement imbibée. Toutes les couches étant ainsi disposées, on les retourne de manière que celle qui était en dessous devienne supérieure ; on les laisse ainsi dix minutes, puis on les retire, et à mesure qu'elles refroidissent, l'acide salicylique se cristallise entre les mailles de l'ouate ; enfin on fait sécher cette ouate dans un endroit chauffé.

L'économie réalisée à l'aide de ce moyen est assez grande, puisque le pansement d'une amputation de cuisse qui, nous l'avons vu, est de 2 fr. 95 avec le Lister, n'est plus que de 1 fr. 90 avec le pansement à l'ouate salicylée. Thiersch abaisse le prix du pansement à 1 fr. 15, en remplaçant l'ouate par une espèce de filasse assez fine nommée *jute*, provenant des différentes espèces de *corchorus*, et notamment des *corchorus capsularis*, qui sont cultivés dans le Bengale ; depuis une vingtaine d'années, on importe, en Europe, de grandes quantités de ce jute qui sert à fabriquer des objets de sparterie ; il coûte fort bon marché.

Pour préparer le *salicyljute*, on place 2,500 grammes de jute dans la solution suivante portée à 70 ou 80° :

75 grammes d'acide salicylique ;

500 — de glycérine ;

2.500 — d'eau ;

on fait sécher ce jute et l'on s'en sert comme de l'ouate.

Si ce pansement au jute salicylée offrait l'avantage du bon marché, on constata bientôt qu'il présentait d'assez sérieux inconvénients. Malgré l'addition de glycérine dans la solution salicylique qui sert à préparer le jute, on ne peut manier ce jute sans qu'aussitôt il se dégage de la poussière d'acide salicylique véritablement insupportable pour le chirurgien. De plus, le jute n'offrant point la cohésion et la finesse de l'ouate, il est nécessaire d'en appliquer une grande épaisseur ; malgré cette précaution, le pansement se laisse traverser aisément par les liquides de la plaie, et il n'est plus alors en état d'empêcher l'arrivée des germes atmosphériques. Je dois même dire que Thiersch n'emploie plus guère ce pansement, et qu'il est revenu au pansement à l'ouate salicylée.

Tout récemment Koehler (1), médecin supérieur de l'armée prussienne, essaya d'employer le jute traité par l'acide phénique (*carboljute*). La préparation en est très-

---

(1) *Deutsche medical Wochenschrift*, 1876.

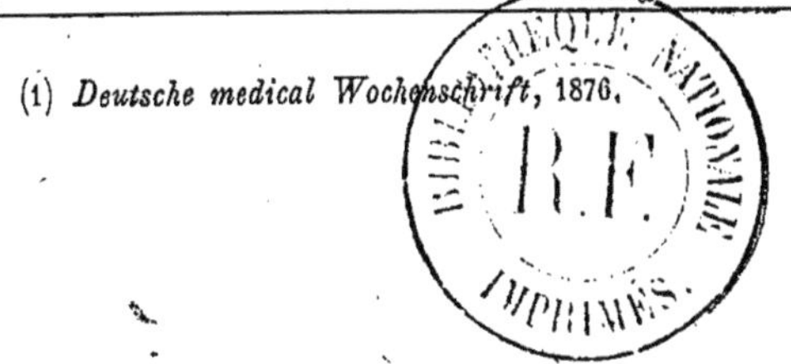

simple ; il suffit de faire des sortes de gâteaux de jute (*jute kuchen*) ayant environ 15 centimètres de diamètre, 1 à 2 d'épaisseur et pesant 4 à 5 grammes ; on les place pendant quelques heures dans une solution phéniquée à 5 p. 100, puis dans une solution à 2 p. 100 d'où on ne les retire qu'au moment de s'en servir.

Pour appliquer le pansement, on place sur la plaie une petite lamelle de gutta-percha pour remplacer le protective, puis quelques gâteaux de jute phéniqué, et une bande de gaze maintient le tout. Un pareil pansement revient pour une amputation de cuisse à 12 centimes. On fait le pansement en général tous les trois à quatre jours, plus tôt s'il y a fièvre ou douleur, ou bien si le pansement est traversé, plus tard si le malade se trouve bien.

On voit qu'un pareil pansement s'éloigne singulièrement du pansement Lister, et en remplaçant le jute par la charpie, ce que je crois préférable, nous avons le simple pansement à la solution phéniquée qui est employé depuis bien longtemps dans les hôpitaux de Paris. Il est très-simple, très-commode à appliquer, très-bon marché ; mais, à part quelques petits détails, ce pansement est depuis longtemps en usage dans la pratique chirurgicale, et il n'y a guère lieu de le décrire longuement. Ceci dit, du reste, sans aucune intention de diminuer en quoi que ce soit le mérite de M. Koehler, qui n'a cherché, en somme, qu'à vulgariser un pansement pratique et à bon marché.

J'ai vu faire sur une large échelle l'application du pansement de Kœhler, dans le service du Dr Wilms, à l'hôpital de Béthanie, de Berlin, où tous les traumatismes, opératoires ou accidentels, sont traités de cette façon. On est très-satisfait des résultats ; les pyémies qui étaient assez fréquentes autrefois, malgré la tente et la baraque situées dans le jardin, ont presque disparu, puisque, depuis un an, il n'y a eu que deux cas sur un millier de blessés soignés dans les salles. Je vois cependant ici d'assez sérieux traumatismes, résection de hanche, amputations, écrasement de doigts, etc. Ces résultats sont d'ailleurs conformes à ceux que Bardéleben a obtenus dans son service à l'hôpital de la Charité de Berlin.

Tels sont les principaux pansements que j'ai pu voir à l'essai dans les grands hôpitaux d'Allemagne. Dans tous ces pansements, on a conservé plusieurs des précautions et des perfectionnements introduits par Lister : lavage des instruments dans la solution antiseptique, drain placé au fond de la plaie, ligatures avec le catgut, pulvérisation d'un liquide antiseptique ; mais les pièces du pansement proprement dit, destinées à mettre la plaie à l'abri des germes atmosphériques, diffèrent complétement.

A côté de ces pansements, pour ainsi dire types, viennent s'en placer beaucoup d'autres qu'il serait sans intérêt de décrire, car ce ne sont que des variations sans importance de ceux dont nous venons de parler.

Il nous semble que l'on ne peut continuer, sans commettre un véritable abus de langage, à désigner tous ces pansements si divers sous le nom de pansement Lister, ni même sous le nom de pansement Lister modifié, car ils en diffèrent notablement. On a une trop grand tendance aujourd'hui à confondre les pansements antiseptiques avec le pansement Lister, qui n'en est qu'une variété. Une pareille manière de faire est d'ailleurs loin de servir la cause du Lister, car, tous ces pansements ont modifié complètement l'hygiène des salles, en faisant disparaître la septicémie et les autres accidents graves des plaies; si même plusieurs d'entre eux se recommandent soit par leur simplicité, soit par leur prix minime, il faut bien avouer, qu'au point de vue de la réunion des plaies, ils donnent de moins bons résultats. Sous le pansement à la salicylwatte, salicyljute, carboljute, j'ai souvent vu la réunion par première intention manquer ; le plus souvent, le pansement renferme un peu de pus fétide; parfois même, il se forme des phlegmons ou des abcès que l'on doit ouvrir au bistouri. Sans prétendre que hors du Lister, il n'y point de salut, nous croyons cependant pouvoir conclure que tous ces essais de pansement antiseptique, faits depuis quelques années en Allemagne, ne donnent pas des résultats merveilleux.

Que deviendront tous ces pansements ? Il est bien probable que plusieurs d'entre eux sont destinés à tomber rapidement dans l'oubli; mais tous ces essais et toutes ces tentatives montrent qu'en Allemagne, comme dans les autres pays de l'Europe, la théorie septicémique s'impose désormais au monde chirurgical. Il reste un grand pas à faire : cette théorie a jusqu'ici fait sentir son influence uniquement dans la pratique hospitalière, il faut à présent chercher activement les moyens de la faire pénétrer dans la chirurgie de guerre. Lorsque, après la guerre de la sécession, on connut les statistiques des chirurgiens américains, on réclama de tous côtés l'usage des tentes et des baraques dans la chirurgie militaire ; le grand danger étant l'encombrement, on chercha par tous les moyens possibles à disséminer les blessés. Aujourd'hui la question a changé complétement de terrain ; il ne s'agit plus de fabriquer un matériel fort coûteux, il faut tout simplement modifier la composition du caisson d'ambulance.

Nous avons la conviction profonde que, grâce aux nouveaux pansements antiseptiques, nous touchons au jour où vont enfin disparaître ces lugubres statistiques que l'on a la douleur de constater à chaque guerre nouvelle, et qui pourraient faire douter de l'utilité de l'intervention chirurgicale chez les blessés. En Autriche, ces idées commencent à transpirer dans le public non médical, et on nous disait là-bas que, grâce aux réclamations des officiers, la question était sérieusement à l'étude, et que la chirurgie antiseptique était à la veille d'entrer dans le service des ambulances. Jusqu'ici, le prix assez élevé des divers pansements antiseptiques était sans doute le principal motif qui empêchait leur adoption dans la chirurgie de guerre, mais le nouveau pansement de Kœhler, dont le prix est en somme insignifiant, pourra peut-être donner la solution.

VERSAILLES. — IMPRIMERIE CERF ET FILS, 59, RUE DUPLESSIS.

www.ingramcontent.com/pod-product-compliance
Ingram Content Group UK Ltd.
Pitfield, Milton Keynes, MK11 3LW, UK
UKHW020132080726
13614UKWH00005B/2191